DU

BROMURE DE POTASSIUM

ET DE

SON ANTAGONISME AVEC LA STRYCHNINE

PAR

LE Dr F.-A. SAISON

PHARMACIEN DE 1re CLASSE, ANCIEN INTERNE EN PHARMACIE,
EX-INTERNE PROVISOIRE EN MÉDECINE ET EN CHIRURGIE
DES HÔPITAUX DE PARIS.

PARIS

J.-B. BAILLIÈRE ET FILS

LIBRAIRES DE L'ACADÉMIE IMPÉRIALE DE MÉDECINE

19, rue Hautefeuille, près le boulev: St-Germain.

LONDRES | MADRID
HIPP. BAILLIÈRE | C. BAILLY-BAILLIÈRE

LEIPZIG, E. JUNG-TREUTTEL

1868

DU

BROMURE DE POTASSIUM

ET DE

SON ANTAGONISME AVEC LA STRYCHNINE

A. Parent, imprimeur de la Faculté de Médecine, rue M.-le-Prince, 31.

DU
BROMURE DE POTASSIUM

ET DE

SON ANTAGONISME AVEC LA STRYCHNINE

PAR

LE Dr F.-A. SAISON

PHARMACIEN DE 1re CLASSE, ANCIEN INTERNE EN PHARMACIE,
EX-INTERNE PROVISOIRE EN MÉDECINE ET EN CHIRURGIE
DES HÔPITAUX DE PARIS.

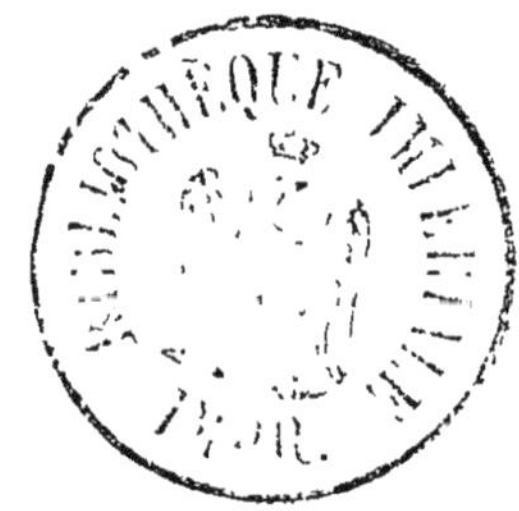

PARIS

J.-B. BAILLIÈRE ET FILS

LIBRAIRES DE L'ACADÉMIE IMPÉRIALE DE MEDECINE

19, rue Hautefeuille, près le boulev. St-Germain.

LONDRES	MADRID
HIPP. BAILLIÈRE	C. BAILLY-BAILLIÈRE

LEIPZIG, E. JUNG-TREUTTEL

1868

DU

BROMURE DE POTASSIUM

ET DE

SON ANTAGONISME AVEC LA STRYCHNINE

INTRODUCTION.

Une science, la thérapeutique, commence à sortir du chaos informe des anciennes pharmacopées, la connaissance des drogues fait place à la science des médicaments. On sait aujourd'hui pourquoi l'opium fait dormir et l'aspirant au doctorat qui ferait sur le mode d'action de ce médicament la réponse du médecin du *Malade imaginaire* risquerait fort de se faire refuser au quatrième examen.

Au milieu de l'avancement des sciences médicales, la thérapeutique restée sous le joug d'un ignorant empirisme, n'était guère plus avancée qu'au temps d'Hippocrate. Ce n'est que depuis vingt ans qu'elle est entrée dans la voie de l'expérimentation, qui servait si brillamment la physiologie.

Avant cette époque, ce n'était que l'art de guérir; on peut avancer que la thérapeutique est aujourd'hui une science, qu'elle a ses principes et sa méthode, des lois déduites de faits bien étudiés, une classification physiologique qui n'est point à comparer aux anciennes divisions fondées sur des ressemblances physiques, ou de composition chimique, ou de mode d'action apparent ; exemple les médicaments dits toniques, calmants, émollients, sédatifs, antispasmodiques, etc.

La médecine avait des anatomistes, des physiologistes, des anatomo-pathologistes ; la science des médicaments était la grande délaissée, c'était moins qu'une science accessoire. Depuis Erasistrate, qui réduisait toute la thérapeutique à l'hygiène, nombre de médecins et des plus illustres ont fait parade d'un scepticisme railleur en thérapeutique : les médicaments n'empêchaient pas toujours de guérir, mais l'expectation était préférable, la nature savait bien seule débarrasser l'organisme des humeurs morbides, la maladie et ses crises n'étaient qu'un effort salutaire dans ce sens. Quels progrès attendre d'une incrédulité si profonde ? Ce n'est plus le doute scientifique de Descartes, mais la négation *à priori*. Il n'y a pas vingt ans que dans les livres de médecine ou enseignait que l'empirisme doit servir de guide pour l'emploi des médicaments ; « l'action des médicaments est un mystère inexplicable, » dit Broussais. Que sert alors de chercher à interpréter cette action ?

Si donc, comme les sciences physiques, les diverses branches de la médecine ont marché à grands pas depuis la suppression des doctrines et grâce à la méthode d'observation, la science des médicaments n'avait nullement suivi cette marche du progrès, le scepticisme était de bon goût et l'empirisme était professé dans les chaires.

Il faut reconnaître que ce n'est pas de chez nous qu'est parti le mouvement et que nos voisins ont ouvert la voie à la thérapeutique expérimentale.

Par un hasard heureux, un des plus illustres physiologistes de notre temps est venu prêter son concours à
l'objet qui nous occupe, et on sait à quels résultats inté-
ressants est arrivé M. Cl. Bernard par l'étude expérimentale du curare, de la nicotine, des alcaloïdes de l'o-
pium, de l'éther, du sulfocyanure de potassium, etc.

Puis un nouveau professeur de thérapeutique, M. Sée,
brisant totalement avec le passé, prit à tâche de fonder
un nouvel enseignement et d'initier les jeunes généra-
tions médicales aux richesses de la science qui venait de
naître, en les soumettant une à une au contrôle sévère
des données physiologiques les plus récentes.

La voie est tracée, d'autres chercheurs viendront
apporter leur contingent aux faits déjà connus; et peut-
être un jour cette thérapeutique autrefois si dédaignée,
deviendra-t-elle la plus brillante des branches médicales.

On doit reconnaître que la science de guérir étant le
but vers lequel doivent converger les sciences médicales,
celui-là ne sera pleinement atteint que quand ces dernières seront solidement assises; en d'autres termes la
science des médicaments ne saurait devancer la connaissance de l'homme sain et du malade : la thérapeutique doit être le couronnement de l'édifice. Et l'anatomie normale ou pathologique ne saurait suffire au
médecin : qu'apprend la structure d'un organe si l'on
ignore sa fonction ? Une physiologie exacte est donc le
précédent obligé d'une thérapeutique savante. On a besoin, par exemple, de connaître avec plus de certitude
le rôle du grand sympathique, pour l'explication de bien
des déviations morbides, et comme corollaire suprême,
pour opposer à celles-ci avec connaissance de cause des
agents médicamenteux appropriés.

Ceci m'amène à dire un mot des classifications en thérapeutique. On peut, avec Bichat, définir la vie l'ensemble des fonctions qui résistent à la mort. En prenant les fonctions pour base d'une classification, on peut donc passer en revue tous les phénomènes constitutifs de la vie, et pour chaque déviation d'une fonction, il faudra une action médicamenteuse opposée. Or, il est hors de conteste que, chez les animaux supérieurs au moins, une fonction exige impérieusement le concours d'une force, l'innervation; d'un appareil (simple cellule hépatique, ou organe plus complexe, le poumon); et en troisième lieu, de matériaux de nutrition et de sécrétion, fournis par le sang. Une force, on l'a dit, ne peut être déviée que de deux façons, par excès, ou par défaut : on n'aura donc à recourir de ce chef qu'à deux espèces d'agents médicamenteux : 1° modificateurs en plus de l'innervation cérébro-spinale; 2° modificateurs en moins de l'innervation cérébro-spinale. Et de même pour le système ganglionnaire : 3° modificateurs en plus de l'innervation sympathique; 4° modificateurs en moins de l'innervation ganglionnaire.

L'appareil ne peut être lésé que dans sa nutrition, imparfaite ou exagérée; il ne saurait être en cause dans une maladie, si l'organe étant intact, l'innervation et le sang sont suffisants en quantité et qualité : on n'aura donc encore besoin que de deux classes de médicaments, qui seront les mêmes que pour les tissus composant cet organe : 5° médicaments augmentant la nutrition des tissus; 6° médicaments diminuant leur nutrition. Comme type de cette dernière classe, citons l'iodure de potassium et aussi le mercure, qui paraît s'opposer à l'épigénèse et à la prolifération des éléments histologiques. Les troubles des nerfs, sensitifs ou moteurs, trouveront leurs agents de guérison dans cette classe, car ils ne sont que des appereils conducteurs, et leur nutrition seule peut être défectueuse.

Enfin, ce sera pour le sang qu'il faudra le plus grand nombre de médicaments ; car, outre ses variations de quantité, chacun de ses principes constituants peut varier en quantité et même en composition. On connaît déjà, du reste, des médicaments qui accroissent la formation des globules rouges (fer), qui dissolvent ces globules (acide carbonique, hydrogène arsenié) ; qui augmentent le pouvoir d'absorption des globules pour l'oxygène (alcalins), qui diminuent cette puissance (hydrogène sulfuré et hyposulfites); d'autres qui apportent de l'oxygène au sang (chlorate de potasse et persels de fer), l'acide pyrogallique enlève au contraire l'oxygène avec une grande énergie et dissout les globules. Mais il y a encore trop à faire sous ce rapport, la composition ncrmale du sang et les usages de ses différents principes laissent encore trop de place aux hypothèses pour qu'une sous-classification des modificateurs du sang soit possible.

Il y aurait une classe à part à faire pour les médicaments destructeurs des parasites, tant internes qu'externes, des ferments et des miasmes (arsenic, mercure, hyposulfites).

Je ne crois point qu'il faille faire une classe de médicaments cardiaques; les troubles du cœur ne me semblent point dus à d'autres causes que ceux des autres organes; son tissu ne se contracte, comme les autres muscles, que sous l'influence de l'innervation et cela régulièrement tant que sa nutrition et son innervation sont normales. Si la fonction cardiaque est troublée, on s'adressera aux modificateurs des différentes sources d'innervation, spinale, sympathique ou ganglionnaire intrinsèque; ou à ceux du tissu musculaire.

Pour en venir au sujet de thèse que j'ai choisi, voici l'ordre que je suivrai. Rechercher d'abord les effets du bromure sur les animaux, puis l'action physiologique sur l'homme; de ces deux séries d'observations, j'essayerai d'interpréter le mode d'action réel ou primitif du médicament, de laquelle connaissance jailliront logiquement les indications diverses du bromure dans les maladies. Je compte dire un mot en terminant des auxiliaires et des antagonistes du bromure de potassium et parler plus longuement du médicament dans le mode et le lieu d'action, et les effets qui en sont la conséquence me paraissent former l'opposition la plus complète avec les mêmes éléments du premier.

I

Effets du Bromure de potassium
sur les animaux.

1re EXPÉRIENCE. *Marche du bromure.* — Le 8 février, à 12 h. 7, injection dans la cavité abdominale d'une grenouille de 06 c. de bromure de potassium ; les mâchoires s'écartent, la respiration cesse sur-le-champ, les flancs sont rétractés, l'animal saute plusieurs fois, puis il s'affaisse. Il retire encore les pattes quand on les étend, la conjonctive est sensible ; insensibilité de la peau au pincement et à l'ammoniaque (12 h. 15). A 12 h. 22 la patte gauche reste étendue ; mais la grenouille retire vivement la gauche ligaturée au genou, et le pincement de cette dernière, son moindre attouchement déterminent des mouvements réflexes généraux. L'irritation du sciatique gauche provoque des contractions isolées des muscles de la cuisse et du mollet, sans signe de douleur ni mouvement réflexe.

Le sciatique droit donne de même des contractions isolées des muscles correspondants, sans phénomène réflexe. 12 h. 35, la grenouille mise sur le dos se retourne vivement par des mouvements volontaires faciles. A 12 h. 43, la galvanisation des sciatiques fait contracter uniquement la patte correspondante, et la piqûre des nerfs produit encore le même effet. A 12 h. 50 le cœur est largement dilaté et ne bat plus ; la grenouille mise sur le dos ou agitée de toute autre façon n'offre plus

trace de mouvement volontaire : et la piqûre des sciatiques ou leur galvanisation.font encore contracter les
muscles. Enfin, à 1 h. 5 les nerfs moteurs étant morts,
les muscles répondent encore à la galvanisation jusqu'à
3 h. 50.

On peut résumer la disparition des propriétés nerveuse et musculaire dans l'ordre suivant : 1° nerfs sensitifs, 2° moelle épinière, 3" nerfs moteurs, 4° irritabilité musculaire. Je ferai remarquer que la propriété
réflexe du bulbe a été abolie bien avant les nerfs sensitifs, comme le prouve la cessation de la respiration
presque immédiatement après l'injection. Et cela est la
règle chez la grenouille.

2ᵉ Exp. *Action sur le cœur.* — A 2 h., on injecte 24 c.
de bromure dans la cuisse droite d'une grenouille, la
gauche étant ligaturée. 60 pulsations du cœur. La respiration, précipitée d'abord, s'affaiblit très-rapidement et
3 minutes après on ne constate plus que quelques rares
mouvements respiratoires, qui s'arrêtent complétement
à 2 h. 5. Les battements du cœur décroissent rapidement : à 2 h. 3, 30 pulsations ; à 2 h. 50, 20 battements
très-affaiblis. A 2 h. 10, la sensibilité de la peau est encore bien conservée, son pincement fait se débattre
l'animal, les mouvements volontaires sont très-éner-
giques.

A 2 h. 12, 22 pulsations ; à 2 h. 20, 25 pulsations ;
relâchement musculaire général ; la conjonctive est encore sensible, et les plus fortes excitations de la peau ne
paraissent pas senties, excepté celles du bras gauche,
bien qu'il ne soit pas préservé.

A 2 h. 30, 20 pulsations. L'animal soulevé exécute
une série de mouvements volontaires ; la sensibilité est
abolie partout

À 2 h. 38, 24 pulsations très-régulières, faibles.

A 2 h. 45, l'irritation du sciatique gauche fait contracter les muscles correspondants, qui sont rouges. Au contraire, la galvanisation du sciatique droit ne détermine rien dans les muscles de ce côté, qui sont pâles et exsangues. L'irritabilité musculaire elle-même est éteinte dans cette patte.

A 2 h. 50, 14 pulsations, régulières. A 3 h., 13 pulsations.

A 3 h. 15, le ventricule se vide encore complétement sept fois par minute, et pour une contraction du ventricule il y en a deux et quelquefois trois de l'oreillette.

A 3 h. 40, 6 pulsations; à 3 h. 45, 3.

A 3 h. 55, de temps à autre une contraction ; puis une, deux minutes se passent sans battement.

A 4 h. 20, le cœur est arrêté, le ventricule flasque et exsaugue, l'oreillette pleine de sang.

3ᵉ Exp. *Mort de la moelle avant celle des nerfs.* Le 6 avril, à 3 h. 55, injection dans le dos de 06 c. de bromure de potassium à une très-petite grenouille, après isolement des nerfs lombaires et ligature du train postérieur. A 3 h. 58, elle s'affaisse sans avoir fait un mouvement, la conjonctive et la peau encore sensibles.

A 4 h. 5, elle ferme les yeux; quand on frappe sur la table, on distingue encore quelques mouvements. Puis l'insensibilité est complète, on décapite l'animal : violents mouvements dans les membres postérieurs seulement. Immédiatement, les excitations les plus fortes, mécaniques et chimiques, sont portées sur le train antérieur et les bras : nulle réaction dans les pattes. La galvanisation d'un bras provoque cependant quelques contractions isolées des muscles des pattes.

A 4 h. 10, la déchirure de la moelle ne donne rien

dans les pattes, mais des contractions fibrillaires des muscles lombaires, la piqûre d'un sciatique fait uniquement contracter les muscles du même côté.

-, A 4 h. 25, les nerfs lombaires, baignés par le poison, ont encore leur excitabilité propre : en effet, leur piqûre fait contracter les membres avec force. Et la moelle est morte ; sa piqûre, sa déchirure ne donnent aucun signe de réaction motrice.

Nota. Deux choses sont à remarquer ici, la mort rapide du cerveau, avant celle de la moelle, et après celle-ci la persistance des propriétés des nerfs moteurs.

4ᵉ Exp. *Mort presque instantanée du cerveau*. — A 5 h. 12, à une grenouille tres-forte, injection dans le péritoine de 25 c. de bromure de potassium. Immédiatement la grenouille s'affaisse ; un frémissement musculaire très-considérable persiste pendant cinq minutes ; les yeux se ferment, on retourne l'animal sans obtenir de mouvement, on le croirait mort.

A 5 h. 20, relâchement musculaire complet, nul signe de vie, la grenouille est certainement morte. Alors, une goutte d'ammoniaque déposée sur une patte la fait contracter : la propriété réflexe de la moelle persiste donc ici après la mort du cerveau.

A 5 h. 35, on fait la section de la moelle au cou, pas de réaction, non plus qu'à son irritation subséquente : et cependant les nerfs lombaires, à la piqûre, au simple contact, font contracter violemment la jambe.

Le cœur est arrêté, le ventricule dilaté et gorgé de sang

Déductions. — Le cerveau est mort même avant les nerfs sensitifs, la propriété réflexe de la moelle persistait encore ; et enfin les nerfs ont conservé longtemps après les centres leur excitabilité.

5ᵉ Exp. *Persistance des propriétés des nerfs moteurs.*
A 2 h. 50, après isolement du sciatique et ligature de la
cuisse gauche, on injecte dans l'œsophage d'une grenouille 05 c. de bromure potassique. On ne constate
rien d'appréciable dans les dix premières minutes.

A 3 h., la grenouille s'assoupit et cesse de respirer.
A partir de ce moment, on observe l'animal sans discon-
tinuer, il n'y eut plus de mouvement respiratoire, et
jusqu'à 3 h. 25 on ne remarqua pas le moindre signe de
mouvement. L'animal, sans être affaissé, restait immobile les membres rapprochés du tronc, le relâchement
musculaire n'était pas complet. La grenouille fit plus
tard des mouvements volontaires faciles ; centres, nerfs
et muscles conservaient donc leurs propriétés, et cependant pendant vingt-cinq minutes l'immobilité fut complète, le sommeil cérébral profond, on eût pu croire
l'animal mort. Nous avons la preuve, dans cette expérience, que les muscles sont hors de cause dans la cessation de la respiration, les pectoraux comme les autres
muscles se contractent par le galvanisme : c'est la propriété réflexe du bulbe qui fait défaut. Du reste, pendant
cette période, la piqûre de la conjonctive et des fosses
nasales, le pincement de la peau, la déchirure des membres, n'éveillent point de mouvements réflexes et ne paraissent nullement senties : on croirait à une anesthésie
complète ou à la perte des nerfs sensitifs. On met alors
à deux reprises une goutte d'ammoniaque sur la peau :
mouvements prolongés et contorsions attestant la souffrance, la grenouille est éveillée.

Cependant, ce dernier excitant reste bientôt sans effet,
excepté sur la patte gauche préservée, où son action détermine de nouvelles souffrances et provoque des mouvements pour s'échapper : donc le cerveau perçoit et la

moelle conduit encore les impressions sensitives après l'anesthésie des parties empoisonnées.

A 3 h. 45, l'ammoniaque mise sur ce membre préservé ne donne plus rien, l'animal meurt peu après. On le décapite et on met les nerfs à nu : tous les nerfs moteurs sont excitables et le moindre contact provoque des contractions des muscles qu'ils innervent, et contractions aussi fortes par l'excitation du sciatique droit baigné par le sang bromuré, que par celle du sciatique gauche préservé. Cette excitabilité persista jusqu'à 4 heures.

On peut donc dire que, dans cet exemple, les nerfs moteurs ne furent pas atteints par le bromure.

6ᵉ Exp. *Intoxication locale.* — A 11 heures, ligature séparée de chacun des membres inférieurs et injection dans le gauche de 20 c. de bromure de potassium. Le premier phénomène, et qui suit immédiatement l'injection, est le changement de coloration de la peau, qui devient plus foncée. On a dit que ce changement tenait à une anémie de la peau, dont l'effacement des vaisseaux laisserait voir avec plus d'intensité la couche pigmentaire ; il est certain que la cause du phénomène est une diffusion plus grande du pigment, mais celle-ci est certainement en rapport avec un changement simultané de la circulation capillaire. Et, comme ce phénomène de diffusion est constant et précède tous les autres, on peut établir que l'action initiale du bromure a lieu sur les vaisseaux.

Le relâchement musculaire suit de très-près la modification précédente, mais encore demande-t-il 3 ou 4 minutes ; alors le membre injecté garde la position qu'on lui donne ; quand l'animal saute, il traîne cette jambe inerte après lui, et après 10 minutes la galvanisation des muscles à nu ne les fait plus contracter. La galvanisation de la patte, 10 minutes après l'injection, fait encore crier et souffrir l'animal, et après 2 minutes l'anesthésie arrive à son tour. Quant aux troncs nerveux, après l'anesthésie, la piqûre ou la galvanisation du sciatique occasionnerait encore une vive douleur.

Ainsi, indépendamment de son action sur les centres, le bromure abolit localement les propriétés des muscles et des nerfs sensitifs. Le phénomène initial d'augmentation de coloration de la peau, qui ne tient pas à la ligature, laquelle produit juste l'effet inverse, ne serait-il qu'un phénomène parallèle à l'abolition de ces propriétés ? Nous ne le pensons pas. Ajoutons qu'il y a congestion veineuse plus prononcée dans le membre gauche, dont la membrane interdigitale est turgescente, et cependant l'autre membre est également ligaturé : n'est-ce pas une preuve de l'effacement des capillaires dans le premier.

A 1 h., deux heures après la ligature, la jambe droite était insensible au pincement, broiement, et à l'ammoniaque ; la galvanisation ne faisait contracter que faiblement les muscles. On y injecta 0,002^{mm} de strychnine ; le seul effet fut un écartement des sections du membre quand on voulait les mettre au contact.

A 1 h. 1/4, la piqûre du sciatique mis à nu, son pincement, ne sont pas sentis, et les muscles ne se contractent pas par les plus forts courants. La strychnine doit être mise hors de cause dans la perte fonctionnelle des tissus musculaire et nerveux ; il me semble plus rationnel de la rapporter à la privation de sang oxygéné, et cette perte arrive plus lentement ici, où le sang cesse simplement d'arriver, que dans le premier cas, où le bromure expulse le sang de l'intimité des tissus.

La ligature de la patte bromurée ayant été enlevée il y a 20 minutes, l'animal, très vivace jusque-là, avait commencé à ressentir l'influence bromique, mais il respirait

encore et s'agitait à toute excitation du train antérieur:
On défait la seconde ligature, et bientôt toute la peau du
tronc est agitée de contractions fibrillaires, l'animal s'affaisse, et 2 minutes après il était mort, sans convulsions,
le cœur battant 44 fois par minute. On décapite, la déchirure de la moelle ne produit point de contractions,
même fibrillaires.

7ᵉ Exp. *La même que la précédente.* — On pouvait re-
procher à la ligature en masse d'avoir assez comprimé les
troncs nerveux pour empêcher au moins leur conductibilité. On isole donc les plexus lombaires et on lie en
masse le train postérieur ; puis, à 2 h. 30, j'injectai
25 centigr. de bromure dans la patte gauche et 6 milligr.
de strychnine dans la droite. Après 2 secondes, contractions fibrillaires énergiques dans la patte bromurée.
Après 10 minutes, anesthésie et paralysie complètes de
cette patte, qu'on peut pincer et brûler sans provoquer de
signe de souffrance ; les plus forts courants ne donnent
lieu à aucune contraction. La patte droite se contracte
énergiquement, avec cris de l'animal si l'excitation est
forte : le pincement du nerf lombaire droit provoque des
contractions isolées dans la patte.

A 3 h. 20, les muscles de la cuisse et du mollet droits
avaient perdu leur irritabilité, les orteils seuls se fléchis-
saient encore. L'anesthésie de la peau et du sciatique
était complète : un fort extra-courant n'était pas plus
senti qu'il ne donnait de contractions. On défait alors les
ligatures, la grenouille meurt rapidement et sans convulsions.

8ᵉ Exp. *Action sur les nerfs.* — On met à nu et on saupoudre de bromure un nerf sciatique sur toute la longueur de la cuisse, ayant le soin d'ajouter une goutte
d'eau. 20 minutes après, la simple piqûre du nerf donne

des contractions dans le mollet, et sa galvanisation, outre
qu'elle provoque des mouvements, arrache des cris douloureux. Les mouvements spontanés sont aussi faciles
dans cette patte que dans l'autre non opérée. Après 20 minutes d'application directe de bromure, les nerfs moteurs
n'ont donc perdu ni leur excitabilité ni leur conductibilité. Je ne dis rien de la partie sensitive du sciatique, la
douleur n'était provoquée que par la galvanisation, non
par la piqûre, et par conséquent doit être rapportée à la
propagation du courant dans la moelle.

Je compris ensuite le mollet de l'autre côté entre deux
ligatures et y injectai une solution de bromure ; l'irritabilité musculaire diminua rapidement et fut complétement
éteinte en 10 minutes, comme toujours dans l'intoxication
locale. La galvanisation de la peau du mollet ne causait aucune douleur, tandis que celle des parties au-dessous ou
au-dessus des ligatures arrachait des cris douloureux :
donc, les troncs nerveux, bien que plongés au milieu du
toxique, conduisent encore les impressions périphériques.

9ᵉ Exp. *Persistance des propriétés des nerfs.* — Comme
j'estime cette conservation des propriétés des nerfs un
point très-important, et qui a été résolu d'une façon contraire par MM. Martin-Damourette et Pelvet, on me per-
mettra de citer encore une ou deux observations.

Le tronc du sciatique étant mis à nu à la cuisse et isolé
sur une feuille de taffetas gommé, on le couvre de bromure pulvérisé et humecté. Une 1/2 heure après, sa galvanisation donnait des contractions générales, avec cris
douloureux, et la patte gauche (côté observé) se contrac-
tait aussi vivement que les autres membres.

On sectionne alors le nerf à sa partie supérieure : sa
galvanisation, la simple piqûre, continuent à faire contracter les muscles du mollet et des orteils.

La jambe droite étant alors liée en masse, on injecte 0,05 c. de bromure dans le train antérieur. L'animal était jeune et petit, il tombe foudroyé, le cœur s'arrête très-vite, et en 2 ou 3 minutes la mort arrive. Je sectionne la moelle au cou et l'irrite dans son canal; il faut arriver très-profondément, lacérer probablement les racines inférieures, pour obtenir quelques contractions dans la patte, rien dans les bras préservés. Après quelques minutes, on n'obtient plus rien dans la patte; mais, qu'on irrite directement le nerf lombaire, baigné dans le sang bromuré, on a de vives contractions de la patte, et cela pendant 18 minutes encore après la perte de la moelle.

Ainsi, ni la propriété conductrice des nerfs n'est abolie, puisqu'ils transmettaient d'abord les incitations dues à l'irritation de la moelle, ni leur excitabilité, comme le prouve l'excitation ultérieure des nerfs lombaires.

10ᵉ Exp. *Même objet.* — A 8 h., on saupoudre le sciatique sur la longueur de la cuisse. 30 minutes après, la piqûre du nerf à sa partie supérieure, au delà de la partie recouverte, fait immédiatement contracter les muscles du mollet : le nerf conduit au moins les incitations.

La piqûre des parties recouvertes donne à deux reprises des contractions isolées, et un très-faible courant fait contracter la jambe en totalité. Les courants plus forts donnent lieu à dés contractions générales, avec cris de souffrance.

11ᵉ Exp. *Action sur le cœur.* — Une grenouille ayant été empoisonnée par 0,06 c. de bromure de potassium injectés à 1 h. 5, à 2 h. 10, le cœur battait encore 27 pulsations très-régulières. On dépose un cristal de bromure sur la base du ventricule, il y reste 5 minutes et marque son action par une tache blanchâtre, exsangue, qui redevient, après 2 minutes, plus rouge que les parties voisines ; le ventricule continue à se contracter. On reporte le cristal sur la pointe du ventricule, et cé n'est qu'après 8 nouvelles minutes que celui-ci s'arrête, les oreillettes donnant encore quelques faibles contractions pendant une minute.

Les cavités du cœur sont dilatées et pleines de sang. L'électrisation directe ne réveille pas les contractions éteintes.

12° Exp. *Action sur le cœur*. — A 12 h. 5, on arrache de la poitrine d'une grenouille saine le cœur battant 58 pulsations, et on le met dans une solution de bromure au 1/25°. MM. Eulenburg et Guttmann employaient une dilution au 1/50°, et voyaient l'arrêt instantané du cœur.

Après 5 minutes, 40 pulsations.

Après 15 minutes, 15 battements.

Après 18 minutes, 12 contractions ventriculaires.

A 12 h. 30, 12 contractions par minute.

A 12 h. 40, 12 contractions, affaiblies, mais régulières.

A 1 h., les contractions deviennent rares et encore plus faibles.

A 1 h. 15, le ventricule est arrêté en diastole; il y a encore quelques contractions très-faibles des oreillettes.

La galvanisation du cœur reste sans effet.

13° Exp. *Action sur le cœur*. — Ayant injecté à 1 h. 20 0,06 c. de bromure de potassium dans la cuisse gauche d'une grenouille, à 2 h. 1/2, le cœur battait encore énergiquement 38 pulsations très-régulières.

A 3 h. 1/4, le cœur vient de s'arrêter en diastole. On saupoudre de bromure humecté la paroi antérieure du ventricule dilaté, il ne se produit pas de contraction totale du muscle; mais le tissu musculaire blanchit, les parois se vident de sang dans les points touchés par le sel et se rétractent; cette paroi antérieure contraste par

son volume et sa couleur avec la paroi postérieure flasque
et rouge. Puis, la solution saline baignant cette dernière,
la contraction s'étend à la totalité du ventricule, qui se
trouve ainsi réduit à un très-petit volume et dur. Le sel a
agi comme un courant galvanique, en provoquant des
contractions fibrillaires du muscle expulsant le sang de
l'intimité de l'organe.

14ᵉ Exp. *Intoxication générale.* — Je viens de lire le
travail de M. Laborde, et il me paraît utile de voir si le
procédé d'absorption par la membrane interdigitale mo-
difie en quelque point la marche de l'intoxication.

A 1 h. 5, 30 c. de bromure en poudre et humecté sont
déposés sur la membrane de la patte gauche.

A 1 h. 20, la grenouille fait de forts mouvements pour
s'échapper. La circulation des cœurs lymphatiques et la
respiration se font bien.

A 1 h. 25, nouveaux mouvements, l'animal paraît
souffrir, il se tord ; le sel n'est pas entièrement dissous ;
la membrane est rouge et fortement congestionnée.

A 1 h. 1/2 seulement, l'absorption est complète, la
grenouille s'affaisse, la respiration devient très-faible.
Elle sent vivement quand on la pince, et le toucher des
conjonctives provoque des clignements réflexes.

A 2 h., affaissement plus considérable et la respiration
est entièrement suspendue. Cet état persiste sans changement, on n'aperçoit pas le moindre mouvement spon-
tané.

A 3 h. 1/2, l'irritation de la conjonctive détermine
encore du clignement et des mouvements dans le bras
droit. La piqûre de la peau du tronc, des fosses nasales
et même la déchirure profonde de la patte injectée, tout
provoque des contractions de la patte préservée.

A 4 h. 1/2, l'animal n'est pas sorti de sa torpeur, ce-

pendant il est encore possible de reproduire les phénomènes précédents : mouvements de la patte droite préservée par la piqûre des narines et des conjonctives.

A 4 h. 35, ces excitations restent sans effet, la mort est
réelle. Le galvanisme reproduit alors les mêmes actions
réflexes : contractions de la patte droite chaque fois
qu'on vient à toucher, avec les électrodes, l'une des
mains ou un point quelconque du tronc. Conclusion ri-
goureuse : après 3 heures d'intoxication, les nerfs sensitifs n'ont point encore perdu leur propriété et la moelle
réfléchit encore les impressions sensitives en manifesta-
tions motrices. Et le cerveau est mort depuis quelque
temps déjà. Le cœur bat 22 fois par minute.

A 4 h. 40, dans la jambe gauche, mort presque simul-
tanée des nerfs et des muscles. La galvanisation du sciatique est de nul effet et les muscles sont à peine irrita-
bles. Ailleurs les propriétés nerveuse et musculaire
existent encore toutes deux, mais très-affaiblies. L'excitabilité nerveuse disparaît à 4 h. 55 dans les bras et à
5 heures toute trace de motricité a disparu dans les
muscles.

5 h. 1/2, le cœur a encore 8 contractions par minute,
avec la particularité qu'une systole ne peut s'achever que
par deux ou trois contractions du ventricule, les deux
premières faibles et une troisième qui vide complétement
le ventricule. On couvre le cœur de bromure, il diminue
de volume, se durcit et s'arrête, vide en 2 minutes.

15ᵉ Exp. *Action sur les oiseaux.* — L'intoxication bromique suit la même marche chez les oiseaux, mais ils
sont plus réfractaires et exigent des doses plus fortes
que les animaux à sang froid. Nous n'avons rien de par-
-ticulier à noter, sinon que l'ivresse est plus marquée, la
titubation facile. Exemple : à 10 h., injection à l'aisselle

d'un pinson de 0,05 c. de bromure de potassium, la respiration s'exagère.

A 10 h. 1/2, respiration haletante, station difficile, oscillations du corps en arrière ; quand on le force à avancer il le fait avec peine et en oscillant de droite à gauche, puis il tombe sur le côté.

De midi à 4 h. 1/2, sommeil profond.

Le lendemain, l'oiseau était dans le même état que la veille, pouvant à peine se tenir sur ses pattes, avec tendance à tomber en arrière ou sur le côté.

A 8 h., on redonna 0,10 c. de bromure potassique, la respiration continua jusqu'à la mort, arrivée à 11 h., dans un anéantissement cérébral profond ; la paralysie musculaire ne fut jamais complète et la sensibilité de la conjonctive persista jusqu'à la fin.

Le cœur battait encore 58 fois par minute.

Remarques : Les traits caractéristiques de cette observation sont la persistance de la respiration jusqu'à la mort et l'affaiblissement musculaire qui, bien marqué dès le début de l'intoxication, n'arriva pas à l'abolition complète. Le cerveau, au contraire, fut promptement et profondément atteint. De sorte que le bromisme chez les oiseaux est entièrement semblable à l'action du bromure sur l'homme, où on ne le voit point amener une profonde atteinte à la respiration et où l'affaiblissement musculaire n'arrive point à la paralysie complète, malgré des doses énormes et longtemps prolongées du médicament.

16ᵉ Exp. *Action sur un lapin. — Doses énormes.* — Le 6 juin, à 2 h. du soir, on fait ingurgiter à un lapin de moyenne taille une solution de 5 gr. de bromure de potassium. Les battements du cœur, très-difficiles à compter, nous paraissent monter à 240 ; la température, prise dans l'aine, 39°.

Pendant la fin de cette journée et toute la suivante, l'état de l'animal n'offrit d'autre modification qu'une faiblesse musculaire générale, et un calme prononcé du cerveau. L'animal restait deux ou trois heures assoupi, mais sans dormir ; puis il changeait de position et avançait un peu, mais par des mouvements lents et sans sauts. Il lui était difficile de se soulever jusqu'aux objets environnants et retombait sur le flanc, il restait quelque temps dans cette position. La respiration était plus fréquente que de coutume, haletante même pendant 1/2 h. après l'ingurgitation.

Le 7, l'animal paraissait vouloir se rétablir, il mangeait très-bien et ne gardait qu'une faiblesse des mouvements, moins prononcée que la veille. A 10 h. du matin, on lui fit avaler 3 gr. de bromure de potassium et 2 gr. à 2 h. du soir. La respiration restait haletante pendant la première demi-heure après l'absorption du médicament, puis on ne constatait plus, en définitive, qu'une augmentation de la faiblesse des mouvements, car ils sont restés possibles presque jusqu'à la fin.

Les 8 et 9 juin, on fit avaler chaque jour 4 gr. de bromure potassique ; l'animal continuait à manger. Il restait immobile pendant des heures. Essayait-on de le faire marcher, il faisait quelques pas avec lenteur et si le plan était incliné, il retombait sur le côté.

Le 10 juin, la respiration se faisait bien, les mouvements du cœur étaient aussi rapides que d'ordinaire, les oreilles semblaient froides à la main et la température de l'aine était de 38°. A 9 h. on fit avaler 5 gr. de bromure ; la respiration devint haletante, 130 inspirations par minute ; le cœur descendit rapidement à 90, puis reprit en quelques minutes sa fréquence de 230, 240 battements.

A 3 h. du soir, le lapin avait conservé sa sensibilité,

le pincement d'une patte, ou de la queue le tirait de son affaissement et lui faisait faire quelques pas, lents mais réguliers. Jamais on ne le vit dans le sommeil. Température 38°. On donne 2 gr. de bromure. Aussitôt, l'animal se couche sur le flanc, il y a un frémissement musculaire continu et de temps en temps de faibles secousses convulsives dans les pattes de derrière. Après 1/4 d'heure, il y eut quelques râles et la mort arriva. La respiration avait continué jusqu'à la fin.

L'ouverture du thorax montra le cœur arrêté en systole, mais encore sensible à la galvanisation, qui provoque des contractions fibrillaires du ventricule et totales des oreillettes. Les poumons étaient pâles, crépitants, aérés; pas de trace de congestion ni d'asphyxie. La moelle et les nerfs, examinés 10 minutes après la mort, ne donnèrent plus de signe de vitalité. Les muscles répondaient vigoureusement à toutes les excitations, il suffisait de les frapper avec le dos du scalpel pour les faire contracter. Deux heures après la mort, ce phénomène se reproduisait encore très-vivement.

Conclusion. — Le cerveau et la moelle furent seuls atteints dans cette expérience : l'irritabilité des muscles échappa complétement à l'action du bromure, elle n'était donc point en cause dans la paralysie des mouvements.

ACTION SUR LA CIRCULATION CAPILLAIRE.

L'examen à l'œil nu des parties empoisonnées par le bromure ne donne que des notions approximatives sur les modifications qu'imprime le médicament au système circulatoire capillaire. L'emploi du microscope était nécessaire, et un de mes amis, M. Latteux d'Espagne, micrographe très-habile, a bien voulu me prêter son concours. La langue d'une grenouille, susceptible d'être étalée en membrane très-mince, nous a paru préférable, pour l'examen des vaisseaux, à la membrane interdigitale dont les amas pigmentaires masquent en partie les conduits vasculaires.

Après avoir convenablement disposé une langue ainsi étalée sur le porte-objet du microscope, on dépose sur un point de la périphérie une goutte d'une solution de bromure au 1/10°. A l'instant, le cours des globules se ralentit; ils se poussaient avec précipitation, peu à peu le mouvement devient moins rapide, on peut suivre leur marche et dans les plus petits capillaires on pourrait compter le nombre des globules qui passent en un temps donné; on en voit même où les globules ne passent qu'un à un et en s'allongeant, tant est petit le calibre du vaisseau.

En même temps, on peut constater *de visu* la diminution de calibre des dernières artérioles et des capillaires; elle est manifeste et considérable. Dans les capillaires de dernier ordre, le rétrécissement va même jusqu'à l'effacement complet de leur calibre. A mesure que le courant diminue dans les vaisseaux d'assez fort calibre, le nombre de ceux qui s'obstruent augmente. Dans les premiers temps, l'obstruction est passagère, un certain nombre de globules cessent d'avancer, puis d'autres arrivent qui poussent les premiers, et la circulation recommence pour un instant.

Au bout de quelques minutes, l'arrêt de la circulation est très-prononcé; quantité de capillaires ne font plus partie de la circulation, ils sont remplis de globules immobiles. Des capillaires plus petits sont entièrement effacés; on ne les reconnaît plus qu'à la double ligne sombre formée par leurs parois. Après une période de temps de quatre ou cinq minutes, petits et gros vaisseaux n'offrent plus de circulation.

Nous ferons remarquer que cet arrêt est tout à fait local et borné à la partie baignée par le bromure.

Pour constater l'influence de l'intoxication générale, on injecte 12 c. de bromure dans la cavité abdominale de la même grenouille. 20 minutes après, toute l'étendue de la langue nous offre la succession des phénomènes que nous venons d'exposer et avec la même intensité : ralentissement du courant sanguin, sa cessation dans les petits capillaires puis dans tous; le dernier terme est l'arrêt complet de la circulation capillaire. Le cœur cependant continue à battre.

Des coupes très-fines de moelles bromurées ont été ensuite examinées à un grossissement de 300 diamètres. Tandis qu'à l'état normal on voit nombre de vaisseaux dans la substance grise, et surtout que nous examinions comparativement des moelles empoisonnées par la strychnine, qui fait apparaître tous les vaisseaux, on était frappé, dis-je, du petit nombre de ceux qui s'offraient ici à la vue. A peine trouvait-on çà et là un ou deux vaisseaux rétractés et ne renfermant qu'une petite quantité de globules. Quelquefois, les globules se sont amassés sur un point, et une certaine étendue du vaisseau est vide. Comme nous l'avions vu dans l'examen direct des vaisseaux, le plus grand nombre des capillaires ne sont pas visibles tout d'abord, puis en y regardant de plus près on finit par distinguer les lignes qui représentent les parois des capillaires, mais dans l'intérieur de ceux-ci point de globules.

Le Dr Meuriot croit avoir trouvé certaines altérations des globules rouges et spécialement un changement de leur coloration. Celle-ci deviendrait moins vive, moins foncée et d'un rose pâle. Nous n'avons point remarqué d'altération de forme des globules, ils ne deviennent point chagrinés comme on dit qu'ils le sont par les sels de potassium, et gardent leur forme discoïde et leur volume normal. Quant à la décoloration, elle nous a semblé réelle, les globules paraissent jaunâtres et très-pâles ; mais la couleur du sang en masse n'est point modifiée, donc celle des globules doit l'être peu.

CONCLUSIONS EXPÉRIMENTALES.

Il me semble utile de résumer en quelques mots la marche de l'intoxication bromique et d'en discuter les principaux symptômes.

Deux phénomènes capitaux dominent toutes les observations d'intoxication bromique : l'affaissement cérébral, l'affaiblissement puis la paralysie des mouvements. Puis, pendant que ces deux systèmes, musculaire et nerveux central, vont quant à leurs propriétés en s'affaiblissant de plus en plus et d'une façon continue, l'anesthésie, au contraire, offre des variations d'intensité et surtout arrive à des époques très-variables. Quelquefois elle n'est complète que peu d'instants avant la mort : on ne demandera point au bromure de potassium d'être un anesthésique certain.

Nous ne nous occupons pas ici de l'action du bromure sur les sécrétions ; de ce qui regarde le système ganglionnaire, nous ne retenons que l'effet du bromure sur l'innervation vaso-motrice, et nous croyons démontré le rétrécissement général et même l'efficacement complet des capillaires.

Le cœur me paraît échapper complétement à l'influence du bromure. Lui-même plongé dans une solution au 1 1/25°, nous l'avons vu battre encore pendant plus d'une heure, et dans les intoxications générales, après la mort des centres nerveux et des muscles de la vie de relation, il est peut-être le dernier organe où persiste la vie et cela pendant encore 1/2 heure, 1 heure, 2 heures et plus.

La respiration a toujours été diminuée dès le début de l'intoxication, puis rapidement éteinte chez les grenouilles. Chez le lapin et les oiseaux, au contraire, et il en est ainsi chez l'homme, la respiration persiste jusqu'à la fin, et on ne peut dire que la mort dans l'intoxication bromique arrive par asphyxie.

On peut se demander maintenant si des deux phénomènes principaux, affaiblissement musculaire et torpeur cérébrale, le premier n'est point l'effet du second. Dès que s'effectue l'absorption du sel, on voit, chez les batraciens, les membres relâchés, devenir presque inertes; chez le lapin et les oiseaux, les mouvements être lents et affaiblis. Chez tous, à ce moment, les muscles se contractent avec énergie par les irritants des muscles ou des nerfs : la cause de la paralysie n'est donc ni dans les muscles, ni dans les nerfs.

Cependaut, le bromure agit aussi à la périphérie, puisque son action est générale. Exemple, quand on a préservé un membre par une ligature et que l'anesthésie est complète pour le reste du corps, les excitations du membre préservé sont encore senties pendant quelque temps par le cerveau. S'il ne perçoit pas les irritations des parties empoisonnées, c'est qu'elles ne lui sont pas transmises : les nerfs sensitifs ou au moins leur réseau terminal a perdu ses propriétés.

Il s'agit de s'entendre, à ce propos, sur ce qu'on nomme l'action élective d'un médicament. Faut-il en-

tendre que ce médicament agit sur un seul organe, ou
mieux sur une espèce d'éléments histologiques : cette
dernière explication me paraît la vraie. Ou entend-on
que l'action est plus grande sur un organe, mais qu'elle
peut s'exercer aussi sur tel autre de nature différente ; il
n'y aurait plus alors qu'une différence d'énergie de ce
médicament sur les divers éléments histologiques, partant plus d'action élective.

On pourrait montrer que, sous sa diversité apparente,
l'action du bromure est une. Pour l'action sur les centres
nerveux et la périphérie sensitive, l'unité est évidente ;
dans les deux cas, action sur la cellule nerveuse et par
défaut de sang. Cette unité d'action ou l'électivité serait
aussi réelle quant à la disparition de l'irritabilité musculaire, si comme j'essayerai de le démontrer, cette abolition est de même la conséquence de l'effacement des
capillaires. Dans les deux cas, comme le dit M. le professeur Sée, l'action est une, rétrécissement des vaisseaux ; et comme conséquence, perte des propriétés des
éléments, cellule nerveuse ou fibre musculaire. L'élec-
tivité ne serait pas moins réelle si la rétraction des vaisseaux était la conséquence de l'excitation des nerfs vaso-
moteurs : le bromure serait en ce cas un irritant du
grand sympathique, et rien que cela.

Nous voici arrivé à une dernière question : le bromure
de potassium a-t-il une action élective sur la propriété
réflexe de la moelle ? En face de toutes les expériences
faites sur les animaux, il n'est pas permis de douter que
le bromure diminue à un haut degré pendant la vie et
annihile rapidement la propriété réflexe de la moelle
après la mort, époque où cette propriété apparaît le plus
nettement chez les animaux sains. Mais cette propriété
ne disparaît point seule, mais bien concurremment avec

les autres propriétés de la moelle et en même temps qu'elles.

J'ai d'abord dit que la propriété réflexe était seulement diminuée |pendant la vie : plusieurs des expériences de MM. Martin-Damourette et Pelvet en font foi et plusieurs des nôtres les corroborent, l'expérience 4ᵉ et surtout la 16ᵉ sont concluantes à cet égard.

Secondement, le bromure n'atteint point seulement la propriété réflexe de la moelle; les expériences prouvent ce second point avec autant d'évidence que le premier. Bien que je n'avance point que l'affaiblissement des mouvements pendant la vie tient à une diminution d'action, de conductibilité ou autre de la moelle, on ne saurait affirmer non plus que la moelle n'a aucune part à cette semi-paralysie. Après la mort, au contraire, il est facile de prouver que la moelle a perdu une autre propriété que celle de réfléchir les mouvements : elle a perdu son pouvoir autonomique de produire des mouvements à la suite d'une irritation directe, il n'y a donc point élec-tivité sur la propriété réflexe.

Le raisonnement, du reste, guidé par l'anatomie de texture de la moelle, conduisait d'avance à la même so-lution. Du moment où la chaîne sensitive, nécessaire aux actions réflexes, n'est point en cause dans la perte de celles-ci et elle ne l'est pas, puisque le cerveau reçoit encore quelquefois des impressions sensitives après l'extinction des mouvements réflexes, les centres réflexes, dis-je, doivent être lésés, c'est-à-dire les fibres inter-médiaires ou les cellules antérieures. Personne, je pense, ne songera à localiser l'action d'un agent sur les fibres réflexes. Or, les groupes des cellules antérieures servent à la fois aux mouvements volontaires et aux réflexes, l'origine de l'incitation qui met ces cellules en activité varie seule, cerveau ou réseau sensitif. Dès lors donc que les mouvements réflexes n'auront pas lieu par défaut du centre, les mouvements volontaires seront du même coup impossibles. M. Axenfeld n'exprimait-il pas la même pensée en disant (*Traité des névroses*) : « L'action réflexe n'est qu'un des modes de la propriété motrice de la moelle. »

II

Action physiologique du Bromure de potassium sur l'homme.

Rien n'est plus facile que de tracer le tableau complet des effets du bromure chez l'homme sain ou malade. M. Puche a donné dans le principe des quantités considérables de ce sel, 10, 15, 20 grammes par jour pendant plusieurs semaines; il faut lire les relations que MM. Rames et Huette ont données de ces essais dans leur thèse inaugurale (Thèses de Paris, 1851), et surtout les observations, intéressantes à plus d'un titre, d'épileptiques traités par le bromure, publiées par M. A. Voisin dans le *Bulletin de thérapeutique*, 1866. C'est d'après ces observations et d'autres, publiées par M. Debout (*Bul. thér.* 1864), Gabler (*id.* 1865), Dumont (thèse Paris, 1865), que nous allons décrire rapidement les effets physiologiques du bromure de potassium, et nous verrons qu'ils ne diffèrent en rien de ceux décrits dans les expériences sur les animaux. Les conclusions de M. Huette nous semblent corroborer entièrement celles du précédent chapitre : « En résumé, dit cet observateur, la prostration des forces, l'engourdissement des mouvements, la sensibilité générale plus ou moins abolie, les sensations spéciales émoussées, l'intelligence affaiblie, le sens génital amorti, tels sont les effets qui m'ont engagé à classer le bromure parmi les agents les plus énergiques et les plus spéciaux de la médication stupéfiante. »

Ne sont-ce pas tous les symptômes de l'affaissement eérébro-spinal profond et général que nous avons toujours vus être la caractéristique du bromisme. Reprenons en particulier chacune des grandes fonctions ou appareils de l'organisme, et voyons les modifications que leur imprime l'influence bromique.

1° *Système nervo-moteur*.— C'est toujours lui le premier atteint, et la diminution fonctionnelle peut aller depuis la simple faiblesse musculaire jusqu'à l'abolition presque absolue des mouvements. Nous voyons, chez les épileptiques de M. A. Voisin, les membres inférieurs fléchissant sous le poids du corps, la démarche vacillante et impossible sans soutien ; ils ressemblent à des gens ivres ; ils ne peuvent ni descendre de leur lit ni y remonter ; enfin la station verticale leur est absolument impossible.

2° *Système nerveux sensitif*. — Les troubles de la sensibilité sont moins constants, et on n'a pas d'exemple, je crois, d'anesthésie complète. M. Huette cite des observations de malades qui ont pris les doses *maxima*, et on sait quelles étaient ces doses au Midi : 150 grammes en 15 jours, 420 grammes en 50 jours, sans qu'il se manifestât aucun trouble de la sensibilité. M. Huette a vu plus souvent l'analgésie que l'anesthésie. Pour M. A. Voisin, c'est la sensibilité réflexe qu'il a trouvée le plus souvent perdue, surtout pour certains points, l'isthme du gosier et en général toutes les muqueuses, celle de l'urèthre surtout, ces parties conservant au contraire leurs sensibilités tactile et douloureuse. Je citerai plus loin une observation de perte complète de la sensibilité douloureuse de la muqueuse uréthrale par quelques grammes seulement de bromure.

3° *Fonctions intellectuelles*.— L'affaiblissement cérébral est aussi prompt et constant que celui de la motilité, et, comme pour ce dernier, le degré varie beaucoup, depuis la paresse de l'intelligence jusqu'à l'idiotie ; on peut même dire que c'est là la première manifestation de l'influence bromique.

Dès le premier jour souvent de la médication et avant tout autre effet appréciable, les individus sont pris de somnolence, témoin le premier malade auquel Debout donna le bromure à la dose de 2 gr., dans le but d'anesthésier la muqueuse de l'urèthre. Depuis un mois, ce jeune homme était privé de sommeil, et dès le premier jour, après deux cuillerées, il dormit toute la nuit, tellement qu'il crut que son médecin lui avait donné une potion pour le faire dormir ; pendant tout le traitement, l'insomnie ne reparut pas.

Debout rapporte qu'il lui suffit de prendre 1 gramme de bromure pour avoir un sommeil rapide ; et un confrère, le Dr Martin, était tellement impressionnable au bromure qu'il prenait contre un éréthisme du pharynx et du col de la vessie, qu'il dut y renoncer. Ce sel lui occasionnait non-seulement un sommeil profond pendant la nuit, mais il demeurait toute la journée suivante dans un état de somnolence qui l'empêchait de vaquer à ses affaires.

Un malade du Dr Behrend, nerveux et irritable, ne dormait plus depuis six semaines. 1 gr. 20 de bromure, 3 fois par jour, lui procurèrent la nuit suivante un sommeil profond.

Le Dr Dumont rapporte dans sa thèse (Paris, 1865) qu'il prit 2 gr. de bromure pendant six jours : dès le deuxième jour, somnolence telle qu'il fut se coucher à sept heures du soir, dormit très-tard et ne put le lendemain vaquer à ses occupations.

Nous voyons par ces exemples qu'il suffit de très-faibles doses pour amener ce résultat, et alors que la motilité est peu ou point diminuée. Disons cependant que, pour ces faibles doses, il peut, mais rarement, ne se produire aucun effet de cette nature. — Avec les doses fortes de MM. Huette et A. Voisin, les accidents cérébraux arrivent à être un véritable inconvénient à l'emploi du bromure, et ils arrivent très-promptement.

«Le premier symptôme, dit M. A. Voisin, est l'engourdissement de l'esprit, un cachet de profonde hébétude, une apathie et une indifférence absolues. L'hypnotisme est continuel le jour et la nuit. Pendant le travail, quelques malades sont obligés de prendre quelques instants de sommeil. Aucun ne peut résister au sommeil après le repas du soir, et il était très-difficile de les réveiller.»

J'ai pris et donné plusieurs fois du bromure sans déterminer de céphalalgie. M. Huette l'a vue fréquente, et souvent du quatrième au cinquième jour du traitement, mais avec un caractère tout spécial : tête lourde, sentiment de pression continue au front et aux tempes, étourdissements, regard morne, physionomie hébétée, réponses lentes dénotant l'affaiblissement de l'intelligence. C'est le premier degré de la stupeur où tomberont les malades, si on continue les doses élevées, stupeur qui deviendra comparable au premier degré des fièvres typhoïdes.

4° *Fonctions sensorielles.*—La vue est quelquefois troublée, la vision diminuée, quelques phénomènes d'amblyopie rares et passagers.

On a noté une diminution de la finesse de l'ouïe, et même une surdité prononcée; mais il n'y a là rien de constant.

5° *Fonction génitale.* — Les observations abondent de faiblesse et d'abolition de toute fonction génésique. Pour beaucoup des sujets soumis au traitement du bromure, c'est même un inconvénient très-réel, qui disparaît du reste assez vite. Mais, comme plusieurs des autres effets thérapeutiques du bromure, ceux-ci ne sont pas constants. Des épileptiques ont pris des doses considérables de bromure sans qu'on ait eu à noter d'effet sur les fonctions génitales.

6° *Circulation.* — De la lecture de nombreuses observations, il ressort que, dans la majorité des cas, le cœur ne subit point de modifications, et quand on a noté un changement, c'était toujours une diminution du nombre des battements, et souvent leur régularisation.

M. A. Voisin dit n'avoir jamais trouvé aucune] modification de la circulation centrale, surtout jamais de signe de dépression ; le pouls a toujours conservé la même force, le même rhythme et la même fréquence. La température et la respiration sont restées les mêmes.

Gubler, au contraire, croit au ralentissement du cœur. Chez deux sujets qu'il a traités pour une maladie du cœur, il a vu chez une femme le pouls descendre, en quelques jours, de 110 à 76.

Chez tous les deux, la circulation s'est régularisée et la dyspnée s'est amoindrie.

J'ai essayé à diverses reprises le bromure dans ce but, et je n'ai pu trouver de modification notable. Quelquefois le cœur descend de 10 ou même de 20 pulsations ; mais le plus souvent il n'y a rien de semblable, et même, une fois, une augmentation réelle s'est produite. Quant à la température, l'abaissement en est peu sensible.

7° *Circulation capillaire.* — Nous nous sommes suffisamment étendu précédemment sur cette action, qui est le premier et le plus important des effets du bromure. C'est à la diminution de cette circulation qu'il faut attribuer l'amaigrissement considérable qui se produit quand la médication est longtemps prolongée, ainsi qu'on peut le voir dans l'observation du Dr Hameau. (*Journ. de méd. de Bordeaux*, 1868.)

8° *Respiration*. — La respiration, si vite et si profondément troublée chez les animaux, les grenouilles surtout, l'est très-peu chez l'homme. Avec les plus hautes doses, alors que les muscles sont en résolution presque complète, les mouvements respiratoires s'exécutent encore longtemps avec leur force et leur régularité normales. Dans l'observation d'empoisonnement probable par le bromure que vient de publier le Dr Hameau, il est dit que la mort arriva par asphyxie, mais on ne dit point si les mouvements du thorax étaient devenus impossibles. Quand la respiration est affectée, c'est toujours un ralentissement qui a lieu.

9° *Sécrétions*. — La sécrétion rénale est celle dont l'augmentation est la mieux établie ; tous les observateurs le reconnaissent, mais dans des limites très-restreintes. Quant aux sécrétions salivaire, sébacée, etc., il y a peu de chose à en dire. La peau devient quelquefois sèche, ce qui indiquerait la diminution de la sécrétion sudoripare.

10° *Tube digestif*. — L'augmentation de l'appétit est un fait très-certain et important à noter. On peut le dire fréquent et souvent d'une intensité impérieuse. La constipation est la règle ; quelquefois, par les hautes doses, elle nécessite les purgatifs.

Pour conclure, nous dirons que les troubles répétés des fonctions qui sont sous la dépendance du grand sympathique paraissent tenir à une excitation de ce système, et que tous les autres doivent être rapportés, sans exception, à une diminution de l'innervation cérébro-spinale.

III

Du mode d'action du Bromure de potassium.

Les deux catégories d'observations qui précédent me paraissent avoir établi que le bromure agit en diminuant, d'une façon générale, l'innervation cérébro-spinale. Il s'agit de rechercher par quelle modalité apportée à l'élément nerveux, il arrive à cette action

L'élément peut être modifié dans sa texture, ou dans sa circulation, c'est-à-dire sa nutrition. Si le bromure agit dans le premier sens, son action est analogue à celle de l'opium, que M. Roudanowski a trouvé produisant une altération constante de la myéline, ou à celle de la nicotine qui, selon le même physiologiste, amènerait une pigmentation particulière et même une destruction complète de la cellule nerveuse et de ses prolongements.

Ou il trouble la circulation de l'élément nerveux et comme corollaire nécessaire sa nutrition ; et, dans ce dernier cas, il peut agir sur les vaisseaux eux-mêmes ou sur leurs nerfs régulateurs.

Or, il est de règle dans les sciences de n'accepter que des faits démontrés, et personne n'a vu jusqu'ici d'altération matérielle de la fibre ou de la cellule nerveuses, pouvant être rapportée à l'effet du bromure.

Le trouble de la circulation, lui, est indéniable, et nous avons tâché de montrer quel haut degré il pouvait atteindre, puisqu'il peut aller jusqu'à l'absence de circulation capillaire. Il reste à montrer que l'oligaimie des tissus ou des éléments suffit pour la perte de leurs propriétés. Ce point me paraît pleinement établi par les recherches de Brown-Séquard sur le grand sympathique et celles sur les usages du sang rouge; les travaux de Kussmaul et Tenner confirment pleinement les vues du physiologiste anglais et depuis, tous ceux qui ont eu à s'occuper de cette question ont admis la nécessité d'une quantité suffisante de sang artériel pour la conservation des propriétés des tissus. Je veux citer ici quelques-unes des preuves les plus convaincantes à l'appui de ma thèse, et recommander entre autres l'examen du tableau des effets de la galvanisation du grand sympathique, donné par Brown-Séquard dans ses leçons sur le système nerveux, comparé aux effets du bromure. La ressemblance est frappante jusque dans les détails, les conclusions sont les mêmes : 1° contraction des vaisseaux ; 2° diminution de la quantité de sang artériel; 3° décroissement des propriétés vitales.

Diminution de la température et de la sensibilité, faiblesse des convulsions par la strychnine, propriétés des nerfs sensitifs et moteurs disparaissant plus vite après la mort ; voilà bien tous les effets du bromure.

Comparons à cet effet ceux de l'injection de sang artériel dans les tissus; ici prolongation des propriétés vitales et même leur retour quand elles n'ont pas disparu depuis trop longtemps : l'opposition est complète. La simple exposition de la moelle à l'air, permettant l'absorption d'une quantité plus grande d'oxygène, détermine, d'après l'auteur que nous venons de citer, l'hyperesthésie de cet organe.

Les expériences de Kussmaul et Tenner n'ont pas d'autre signification. Ils déterminent chez des animaux, par la ligature des artères carotides et vertébrales, une anémie artérielle profonde du cerveau, et la mort arrive promptement, précédée de quelques convulsions puis d'une paralysie générale et complète. Le bromure n'agit pas autrement.

Le D' Jacobi obtenait les mêmes résultats chez l'homme ; il aurait fait plus de cent expériences de ce genre, par la compression des carotides, et donne les symptômes suivants : vertiges, sentiment d'anéantissement indéfinissable, perte de connaissance, quelquefois résolution subite apoplectiforme.

Enfin tous les traités de médecine opératoire citent des observations de ligature d'une ou des deux carotides primitives suivies de paralysies et plusieurs de mort rapide, 1 h. 1/2 (Key), ou quelques heures après l'opération, le coma et la résolution persistant jusqu'à la mort.

Le bromure de potassium, par son élection sur les vaisseaux, agit non autrement que la ligature des gros troncs vasculaires, mais plus fortement encore, parce qu'il chasse le sang de l'intimité des tissus, de la périphérie des éléments.

S'il m'était permis de hasarder une hypothèse sur l'indispensable nécessité d'une quantité suffisante de sang artériel pour la manifestation des propriétés du tissu musculaire, par exemple, je dirais que la propriété inhérente à la fibre musculaire, l'irritabilité, n'est pas une force, mais la manifestation d'une force appliquée à la fibre au moment de sa contraction. Or, l'innervation commande l'exercice de cette force, mais n'est point elle, puisque le muscle séparé du tronc et dont les ramifications nerveuses ont été empoisonnées par le curare, peut encore se contracter. Il ne reste plus que le sang qui puisse être la source de cette puissance. Je dirais donc que la contraction musculaire est la manifestation d'une force résultant de la transformation des mutations chimico-physiques de sang. Le sang étant le générateur de la force qui fait contracter la fibre musculaire, s'il vient à faire défaut, la fibre restera inerte. Et ainsi s'expliquerait l'effet local du sel bromique.

Quant à savoir si l'action du bromure sur les vaisseaux a pour intermédiaires les nerfs vaso moteurs, on n'en a point de preuve directe ; mais les effets du bromure sur l'estomac, l'intestin et les secrétions, qui démontrent une excitation générale du grand sympathique, rendent cette opinion très-plausible.

IV

Application thérapeutique du Bromure
de potassium.

Le nombre d'observations publiées de maladies diverses traitées par le bromure est déjà assez considérable pour que nous pensions que le travail le plus instructif est de faire la statistique des guérisons ou des améliorations obtenues dans l'épilepsie et de résumer les indications du bromure.

Épilepsie. — Les premiers essais dans cette voie ont été faits en Angleterre en 1851, et c'est le D^r Ch. Locock qui a le premier fait connaître l'utilité du bromure contre cette cruelle maladie. Aussi le Dr Radcliffe a-t-il pu dire de lui : « Le nom de sir Ch. Locock devrait étre gravé dans le souvenir reconnaissant de tous les épileptiques et dés nombreux patients affectés d'une autre forme de maladie convulsive. » Sur 15 cas d'épilepsie traités par le bromure, le Dr Locock déclare n'avoir eu qu'un seul insuccès, et dans ce cas non-seulement les attaques avaient lieu pendant les règles, mais encore dans leur intervalle.

Le Dr Radcliffe dit avoir eu à son tour de nombreux succès, dont je n'ai trouvé ni le nombre ni les observations.

Un enfant de 10 ans, dans le service du Dr Blache, avait des accès épileptiques toutes les nuits, puis dans la journée, et leur nombre allait toujours croissant depuis trois ans. On donna le bromure à la dose de 1, 2, puis 3 gr. par jour : la guérison fut complète.

Le Dr Thomas (de Sedan) rapporte 16 observations d'épilepsie traitées avec succès, et il conseille de débuter par de fortes doses, 6 gram. au minimum, et d'aller encore en progressant (*Rev. thérap.*, 67.)

M. le Dr A. Voisin, qui s'est occupé spécialement de l'emploi de bromure dans l'épilepsie, est le praticien qui a publié jusqu'ici les observations les plus nombreuses et les plus détaillés. (*Rev. thérap.*, 66).

Voici les conclusions très-intéressantes de son long mémoire : il range les cas observés en trois séries ; succès complets, succès incomplets, insuccès. La première série compte 10 épileptiques, dont les accès très-fréquents ont complétement disparu pour 6 d'entre eux et presque complétement pour les autres. En effet, de 86 et 73 grandes attaques par an, le chiffre tomba à 4 en 9 mois, et deux autres ayant 44 attaques n'en eurent plus que 4 en 10 mois. La deuxième série comprend de même 10 épileptiques à attaques très-fréquentes et qui les virent réduites de 20 et 80 par mois à une seule, de 6 à 10 par mois à une, de 80 par an depuis 36 ans à 23 depuis 11 mois de traitement, et depuis 2 mois ce malade était sans attaque ; le 6e, épileptique depuis l'enfance, avait 80 accès par an, ils sont tombés à 55 pendant 11 mois de traitement. Le 7e, épileptique de naissance, ayant 2 attaques franches chaque matin et 4 à 7 absences par jour, n'a plus d'accès que tous les 8 à 10 jours et 2 absences par jour ; le 8e, qui avait depuis 10 ans 10 attaques complètes et 12 incomplètes par mois n'en a plus qu'à intervalle de 35, 45 jours et 3 mois. Le 9e, sujet à 8, 10 accès par mois, n'en a qu'un à trois. Le 10e, de 3 à 6 attaques par mois, n'en a eu que 4 depuis 10 mois de traitement.

Quant à la dernière série, il y eut seulement 4 ma-

lades qui ne trouvèrent aucune amélioration, mais le 1ᵉ
avait fait une chute sur le front et gardait des symptômes
de lésion organique ; le 2ᵉ était devenu hémiplégique
et avait été pris d'attaques convulsives à la suite d'une
fièvre typhoïde (qui laissa probablement des lésions du
système nerveux) ; la 3ᵉ est une fille presque idiote ; la
maladie du 4ᵉ était héréditaire et congéniale, et lui était
imbécile, avait le crâne étroit, n'ayant jamais pu appren-
dre à lire ni à écrire.

En résumé, sur 24 malades pris au hasard, comme a
bien soin de faire observer M. A. Voisin, il y eut seulement 4 insuccès et probablement tous quatre avaient des
lésions cérébrales.

Le long exposé que nous venons de faire des conclusions
du mémoire de M. A. Voisin nous dispense d'insister
sur l'importance considérable de bromure de potassium
dans l'épilepsie, alors surtout que jusqu'ici tout autre
médicament comptait à peine quelques rares succès. On
peut avancer sans témérité, je crois, que le succès du
bromure sera certain toutes les fois que la maladie convulsive sera idiopathique. Quant aux cas symptomatiques
de lésions incurables, le bromure rendra encore de grands
services en modérant l'excitabilité bulbaire, en la diminuant directement.

Névroses convulsives. — Ce que nous venons de dire
du bromure dans l'épilepsie est applicable de tout point et
a son utilité dans les autres maladies convulsives : l'hystérie, la chorée, l'éclampsie, le tétanos. Nous essayerons
de montrer tout à l'heure que son emploi serait rationnel
dans l'empoisonnement par la strychnine, la picrotoxine,
l'opium.

A propos de l'hystérie, c'est quand cette névrose était
unie à l'épilepsie que les accès de haut mal ont le plus so

vent cédé au bromure. Témoin le cas des médecins anglais cités en commençant, où les accès coïncidaient le plus souvent avec l'époque des règles ; le bromure semble avoir une action puissante sur la modalité nerveuse des organes génitaux.

Asthme. -- J'ai une très-belle observation d'asthme idiopathique guéri par le bromure de potassium.

M. E. sculpteur, âgé de 31 ans, d'un tempérament nerveux, était sujet depuis son enfance à des accès d'asthme qui ne manquaient jamais de le prendre chaque dimanche à la même heure. Vers neuf heures du soir, il se sentait pris d'oppression, qui allait rapidement en augmentant jusqu'à une apnée presque complète. Il semblait pendant quelques minutes au malade qu'il allait mourir suffoqué, puis la respiration redevenait possible, et pendant trois ou quatre heures il persistait une dyspnée considérable. Vers 2 ou 3 heures du matin, il s'endormait, et au réveil il ne gardait aucune trace de son attaque.

Je lui conseillai des fumigations de papier nitré pendant le moment de l'accès, et en attendant je lui fis prendre tous les soirs une cuillerée à bouche d'une solution de 15 gram. de bromure dans 250 gram. d'eau.

Le dimanche suivant l'accès arriva, mais bien moins intense que de coutume, le malade était déjà enchanté. Le second accès ne dura plus qu'une demi-heure, et ce fut le dernier.

Depuis ce jour, et il y a deux ans de cela, M. E. n'a jamais éprouvé la moindre atteinte de son ancienne maladie.

Nervosisme et névralgies. — M. Romain Vigouroux admet qu'il existe un état nerveux avec des symptômes d'irritabilité, et caractérisé anatomiquement par une hyperémie de l'encéphale; le bromure de potassium, en diminuant cette vascularité, affaiblit l'excitabilité encé-phalique et les symptômes qui en sont la conséquence.

C'est la même explication anatomique et thérapeutique que donne M. Barudel, médecin major (Mémoires de médecine et de chirurgie militaire, 1867) d'une forme de névralgie qu'il a souvent observée dans les climats chauds, et qui mérite bien le nom de névralgie congestive, par opposition aux névralgies de la chlorose et des anémies.

Le bromure serait aussi utile dans les premières qu'il serait nuisible dans les secondes.

Hyperémies des centres nerveux. — D'après le mode d'action que nous avons admis pour le bromure, il va de soi qu'il devra être essayé dans les cas de congestion et d'irritation de la moelle ou du cerveau. Pour mon compte, je l'ai vu réussir plusieurs fois dans des migraines avec congestion encéphalique, suite de tension d'esprit ou d'une autre cause. M. Brown-Séquard fait ressortir avec soin la médication opposée qu'il faut employer dans les paraplégies par congestion et dans celles par ischémie de la moelle, et contre les premières il insiste sur l'emploi de la belladone comme agent constricteur des vaisseaux.

Nous avons vu que le bromure possède cette action à un degré bien plus élevé ; on devra donc l'essayer avant la belladone.

Voici un fait qui tend à prouver que ce qui est rationnel est souvent vrai. Il s'agit d'une congestion cérébrale. Un vieillard de 75 ans est pris le 17 mai d'étourdisse-ments, vertiges, demi-évanouissements ; il fléchit sur ses jambes et, point à noter, le corps se couvre de sueurs profuses. Pas de paralysie. On le ramène chez lui, et ces prodromes n'ont point de suite. Le 24 mai, il res-sent, dans la soirée, une faiblesse des membres inférieurs, se soutient à peine, et une demi-paralysie du bras droit fait qu'il porte avec peine la main à la tête et ne tient son verre qu'avec grande difficulté. En outre, le malade bégaie et prononce difficilement. On lui a fait prendre 4 grammes de bromure de potassium le même jour, puis on continua le médicament à la dose de 2 gr. les jours suivants. Quatre jours après, l'amélioration se prononçait de plus en plus, et depuis un mois le sujet n'a plus éprouvé d'accident.

Angines. — Le bromure fait plus que diminuer la sensibilité réflexe de l'arrière-gorge, il diminue aussi sa sensibilité à la douleur. J'ai eu plusieurs fois l'occasion de l'employer dans des amygdalites avec gonflement tel que les glandes se touchaient presque. La douleur considérable lors de la déglution cessa souvent dès le premier jour, et la résolution m'a paru plus prompte.

Phthisie. — M. Gubler dit avoir eu beaucoup à se louer du bromure contre quelques-uns des symptômes de la phthisie : la toux, la fièvre et les sueurs nocturnes. L'expectoration elle-même est devenue moins abondante. Nous avons pu nous assurer de la vérité de ces assertions sur deux phthisiques au troisième degré. L'un d'eux, presque entièrement privé de sommeil par une toux continuelle, ne toussa pas et dormit pendant six heures dès le premier jour de l'emploi du bromure.

Affections des organes génito-urinaires. — Le fait de l'anesthésie de la muqueuse uréthrale pendant la médication bromurée fut un des premiers qui attirèrent l'attention de M. Puche, et la facilité du cathétérisme par ce moyen, dans certains cas difficiles, le fit bientôt essayer par d'autres observateurs. On trouve des observations de ce genre dans tous les journaux de médecine. Je veux donner place ici à plusieurs observations destinées à étendre l'emploi du bromure potassique dans plusieurs affections des organes génito-urinaires de nature bien différente. Je dois ces observations à l'obligeance du Dr Bouland, des Champs-Élysées, médecin distingué et thérapeutiste des plus savants. Je lui laisse la parole.

« Dans sa thèse soutenue à Paris en 1865, E. de Vasarhely publiait deux observations d'anesthésie de l'urèthre au moyen du bromure de potassium. La première surtout est remarquable, car, dès le lendemain de l'emploi interne du bromure, on put faire des cathétérismes qui auparavant étaient impossibles. De là à l'emploi de la solution bromurée pour l'anesthésie médicale de l'urèthre, il n'y a qu'un pas, et nous eûmes bientôt l'occasion de le franchir.

« M. L..., âgé de 24 ans, grand, blond, d'un tempérament lymphatique, vint nous consulter vers la fin de décembre 1865, pour une uréthrite non virulente qu'il avait contractée par suite d'excès. M. L..., malade intelligent, se rend très-bien compte de tout ce qui s'est passé et nous l'explique exactement. Il y a d'abord prurit dans la fosse naviculaire, puis, le 20 décembre, apparaît un écoulement verdâtre avec une légère cuisson en urinant. Cette cuisson va tous les jours en augmentant, ainsi que l'écoulement, malgré des injections abortives assez fortes. Le 27 décembre, M. L... nous consulte et nous prescrivons :

> Sucre.................... 40 gr.
> Bromure potas.......... 15
> Eau dist... 200

à prendre par cuillerées à soupe de temps en temps dans la journée.

« Mais le malade, ayant voulu continuer ses travaux, ne put suivre exactement la prescription, et absorba, nous dit-il, la potion en 10 fois, dont 6 fois le 27 décembre et 4 le 28. Vers la fin de cette première potion, la douleur, en urinant, avait déjà presque totalement disparu ; nous prescrivîmes alors une nouvelle potion ne contenant que 10 gram. de bromure dans 200 gram. d'eau sucrée, qui n'eut même pas besoin d'être achevée. Le 29, on commença l'usage des capsules au copahu, dont un flacon suffit pour amener une guérison complète.

« Enhardi par ce premier succès, nous avons depuis donné le bromure de potassium dans un grand nombre de cas du même genre, en l'associant à l'acétate de potasse, qui, d'après nos observations, semble activer son élimination par l'urine et augmenter son action topique. »

Cystite, traitement par le bromure, commencement
d'intoxication. — Guérison.

Le 19 février 1866, je fus appelé à donner mes soins à M. X, âgé de 40 ans, d'un tempérament sanguin bilieux, hémorrhoïdaire atteint de cystite depuis le mois d'avril 1865. M. X, avait d'abord été traité comme atteint de rétrécissement de l'urèthre, puis ensuite on reconnut l'existence d'une cystite du col qui ne tarda pas à envahir toute la vessie. Bains de siége, tisane de graine de lin, régime sévère, tout fut mis en usage jusqu'au mois de février 1865 pour combattre l'inflammation qui, loin de céder, continuait toujours, produisant des envies d'uriner incessantes avec des douleurs de plus en plus vives et une urine boueuse verdâtre, presque exclusivement composée de pus. Le cathétérisme pratiqué au commencement de février 1866 ne fit qu'augmenter le mal; des bains prolongés furent prescrits et n'eurent pas le succès habituel; le malade n'urinait plus qu'avec d'atroces douleurs, en s'accrochant aux meubles, et l'urine devenait de plus en plus boueuse. C'est alors que nous le vîmes et jugeâmes convenable de lui prescrire le bromure. Le 19 février 1866 nous ordonnons :

1° Bromure de potassium.... 12 gr.
Acétate de potassium...... 2
Eau distillée 140

A prendre une cuillerée à bouche toutes les trois heures.

2° Limonade chlorhydrique pour tisane.
3° Un suppositoire avec 3 centigr. d'extrait
de belladone.

Le lendemain 20, les douleurs, quoique très-fortes encore, commencèrent à diminuer ; la même potion fut prescrite, et sous son influence on les vit diminuer très-rapidement pendant toute cette journée, à tel point que le 21 elles avaient presque totalement disparu. Le malade le dit lui-même dans une lettre, que je conserve avec soin : « Le troisième jour j'urinais presque sans douleur, et bien moins de pus. » On continua néanmoins la potion bromurée jusqu'au 22, jour où il fallut la cesser à cause de la saturation bromique. L'amélioration du côté des voies urinaires avait continué ; mais M. X*** était très-faible, il accusait une grande lassitude dans tous les membres, et une douleur sus-orbitaire des deux côtés des plus intenses, accompagnée de coryza et d'un peu de larmoiement. Nous attribuâmes ces symptômes au bromure, qui peut-être n'était pas exempt d'iodure ; et on cessa la potion. Le lendemain 23, l'amélioration était nulle du côté des centres nerveux : contrairement aux jours précédents, le malade n'avait pas fermé l'œil ; des douleurs gravatives se faisaient sentir dans tout le front et rayonnaient vers l'occiput, M. X*** demandait à grands cris un soulagement. Le pouls était à 96, plein ; assez de mieux se manifestait aux organes urinaires pour qu'on tentât une élimination plus rapide au moyen des diurétiques, nous prescrivîmes donc la potion suivante :

```
R. Sirop simple.............. ...   30 gr.
   Acétate de potassium......        6
   Liqueur d'Hoffman... ....         5
   Aqua Stilla............. ....   120
```

A prendre par cuillerées dans la journée.

Le 24, l'état était toujours le même : prostration, soif ; amélioration continue de la cystite, mais toujours douleurs très-fortes à la tête partant du front et s'irradiant de tous les côtés. Le malade criait pour être soulagé, nous songeâmes à congestionner les vaisseaux par l'opium et fîmes administrer 12 gouttes de laudanum dans de l'eau sucrée, dose qui fut répétée plusieurs fois dans la journée. Le soir les douleurs diminuèrent, j'en prescrivis 20 gouttes. La nuit fut assez bonne. Le 25, on continua l'usage du laudanum, dix gouttes deux fois par jour ; et le 26, tout était rentré dans l'ordre, il n'y avait plus qu'une grande faiblesse avec un peu de toux.

```
Sir. capill.......... ....   40 gr.
Extr. quinquina..........     4
Aqua Stilla.............. 120
```

Dès le surlendemain, on put commencer un traitement au moyen des balsamiques ; l'urine redevint normale, fut expulsée sans effort ni douleur, et nous perdîmes le malade de vue.

Déchirure de l'urèthre.

Le 11 juillet 1867, à 7 heures du matin, Ballet, ouvrier mouleur, laissa tomber une bague de fer (chassis à mouler), pesant 100 kilogrammes. Cette masse rasa le ventre et vint ensuite heurter la verge, nous ne saurions expliquer comment (1). Il en résulta une plaie contuse occupant tout le côté droit du gland, accompagnée d'ecchymose de toute cette partie et d'une rupture interne de l'urèthre. — Le blessé perdit immédiatement une grande quantité de sang par l'urèthre, hématurie qui céda cependant vers le milieu de la matinée aux applications d'eau froide. Vers midi, l'urine était encore sanguinolente et son émission accompagnée d'une très-forte douleur au point lésé.

1° Continuation des applications froides.
2° Bromure de potassium..... 8 gr.
Aqua Stilla............... 125
Sir. bourg. sap.......... 50

Une cuillerée toutes les heures. — On en commence l'emploi à 1 heure après midi et le soir même la douleur diminue. — Le 28, continuation de la potion, la douleur cesse complétement pour ne plus reparaître. huit jours après la guérison était complète et l'organe viril en parfait état.

(1) J'ai revu l'ouvrier en question ; il m'a déclaré avoir été en érection pendant qu'il faisait son travail.

V

Antagonisme du Bromure de potassium
et de la Strichnine.

Je veux être bref dans ce chapitre, et je ne parlerai point de tous les médicaments dont le mode d'agir et les effets sont plus ou moins opposés à ceux du bromure de potassium.

Logiquement, tous les agents capables de produire la congestion artérielle des tissus devront être des antagonistes du bromure, exemple : la thébaïne, la narcotine, la strychnine, la brucine, la nicotine et tous les poisons convulsivants.

Les auxiliaires seront les médicaments dont l'effet primitif se portera sur les capillaires artériels pour en diminuer le calibre; le sulfate de quinine, la belladone, l'ergot. Et, bien que les effets consécutifs de ces derniers aient la plus grande analogie avec ceux du bromure, ces médicaments ne peuvent cependant pas se remplacer. Les deux premiers et le bromure sont trois antinévralgiques, mais le sulfate de quinine seul est fébrifuge.

Au contraire, des médicaments antagonistes pourront arriver au même résultat définitif et se remplacer dans une certaine limite; ainsi l'opium et le bromure amènent tous deux le sommeil, bien que le premier dilate et le second resserre les vaisseaux de l'encéphale. Mais l'antagonisme n'en existe pas moins entre ces deux médicaments; soit un commencement d'intoxication bromique, l'opium s'opposera à l'empoisonnement et dissipera les accidents.

La strychnine me semble être l'agent dont l'antagonisme avec le bromure est le plus parfait. On dit que l'hyperexcitabilité causée par la strychnine porte seulement sur les centres réflexes de la moelle ; j'ai déjà répondu à cet argument. L'individu ou l'animal strychnisé peut rester plus ou moins de temps sans convulsions, cela est vrai ; mais vienne une incitation volontaire, on n'aura que des mouvements convulsifs.

Le bromure de potassium agit à un haut degré sur le bulbe ; il en est de même de la strychnine, comme le prouvent les convulsions des muscles animés par les nerfs du bulbe : facial, oculo-moteurs, nerfs respirateurs.

La raison majeure qui empêche d'admettre l'antagonisme parfait des deux médicaments est l'absence d'action de la strychnine sur le cerveau ; on ne la voit point exalter les fonctions cérébrales, comme le bromure les diminue.

Quant aux lésions de l'empoisonnement, ici l'opposition est entière : vaisseaux largement dilatés, çà et là des dilatations, des ampoules, en certains points des déchirures qui ont permis au sang de s'échapper au milieu des tissus et d'y former des foyers de petite dimension. La dilatation des vaisseaux étant impossible à contester; on a dit que c'était là un effet accessoire, que la strychnine agissait également par injection directe dans une moelle privée de sang; mais on n'a pas dit quels moyens on avait employés pour vider les petits capillaires de leur sang, l'arrache ment du cœur ne suffit pas, il eût fallu faire passer un courant liquide dans les capillaires et expérimenter ensuite.

Enfin, la strychnine n'agit pas directement sur les muscles. En expérimentant sur des pattes de grenouille complétement séparées du tronc, on constate que l'injection de strychnine durcit les muscles, non pas comme le fait toute injection de liquide, mais elle donne une raideur comparable à celle qui existe après la mort par la tétanisation générale. Deux fois même, en poussant l'injection, il y eut de légères secousses convulsives de la jambe. De plus, les sections du membre ne se laissent pas rapprocher aussi complétement qu'avant l'injection. Enfin, à la suite de l'injection d'un membre en place, on voit tous les vaisseaux de ce membre dilatés et gorgés de sang, à faire croire à la déchirure de ces vaisseaux : l'hyperémie est générale comme l'est l'anémie bromique.

J'ai fait beaucoup d'expériences comparatives des deux agents opposés, injectant de la strychnine dans un membre et du bromure dans l'autre : on avait des convulsions et de la roideur tétanique avec allongement dans la patte strychnisée, pas de convulsions, et relâchement de l'autre. Puis j'injectai un mélange des solutions de bromure et strychnine : les convulsions étaient bien faibles, leur durée totale abrégée, et les animaux continuaient à vivre plus longtemps que par une dose équivalente d'un seul agent. J'ai même pu prolonger une grenouille strychnisée pendant plus d'une heure en lui injectant de temps en temps du bromure. J'injectai un jour une solution de strychnine dans le flanc d'un lézard et du bromure dans l'autre; le côté convulsé entraînant celui paralysé, le corps s'incurva du côté strychnisé en formant un demi-cercle et resta ainsi; il n'y eut que quelques convulsions faibles, qui ne durèrent que de 2 à 3 minutes.

Conclusion. — L'opposition entre les différents termes de l'action de la strychnine et ceux de bromure, si elle n'est point assez complète dans tous ses éléments pour constituer un antagonisme dans le sens rigoureux du mot, est cependant intéressante à étudier et pourrait peut-être être utilisée en thérapeutique.

TABLE DES MATIÈRES

FIN

A. Parent, imprimeur de la Faculté de Médecine, rue Mr-le-Prince, 31.